CW00515584

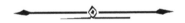

ISBN 978-0-483-55080-3
PIBN 10744276

QUESTIONS
DE,
MEDECINE,
OU
IL S'AGIT DE SAVOIR,

*si le Médecin est plus certain
que le Chirurgien.*

Propter diversitatèm sensuum & opinionum
satis frequentèr oriuntur dissensiones inter
amicos & cives, inter religiosos & devotos.
Ex Imitat. Christ. Lib. 1. Cap. 14.

M. DCC. XXXIX.

QUÆSTIO

MEDICO-CHIRURGICA.

Eſtne Chirurgus Medico certior?

I.

VIRTUS, Cognitio, Induſtria, Labor, quatuor
ſunt humanæ Societatis vincula,
hominum neceſſitudinis & commercii fundamenta, Conditionum, Jurium, Legum, Functionum promptuaria. Neceſſarii
ergò Pontifices, Reges, Heroes,
Magiſtratus, Doctores, Inventores, Artifices, Operarii : horum nemo, vel præpotens, ſibi
ſolus ſufficit : hic ea, quibus indiget, imperando obtinet, dùm
alter eadem merendo aſſequitur.

QUESTION
DE MEDECINE.

Le Chirurgien eſt-il plus certain que le Medecin?

I.

L'AUTORITE', la Science, le Génie, le Travail des mains, ſont les quatre liens de la Societé des hommes : ce ſont les fondemens de leur correſpondance & de leur commerce: ce ſont les ſources de leurs Etats, de leurs Droits, de leurs Loix, de leurs Fonctions. C'eſt donc une néceſſité qu'il y ait dans le monde, des Pontifes, des Rois, des Capitaines, des Magiſtrats, des Docteurs, des Ingénieurs, des Artiſtes, des Ouvriers. Parmi ces différents genres de perſonnes, celui qui a le plus de pouvoir ne ſçauroit ſe paſſer des autres ; Il ſe procure par ſon ſavoir à commander ce qu'un autre obtient par ſon talent à ſervir.

Datur inter omnes officiorum communio : in officiis multiplici-tas, diſtinctio ; ſimilitudo, diver-ſitas, convenientia, repugnantia. Cavet publicum privatumque bonum ne ulla fiat eorum con-fuſio. Quò magis creſcit Opera, eò magis augetur Reſpublica ; Munerum utilitas ab animorum harmoniâ ; Artium autem analo-gia rixarum creberrima occaſio eſt.

Teſtis à duobus ſæculis incœp-ta & adhuc ſub Judice Lis Me-dicos inter & Chirurgos. Iſtane ceſſabit nunquam ? Non ſemper inter ſe dimicant Reges : cur perpetuò Medici litigarent & Chirurgi ? Reges inter ſe condi-tione pares ad tuendam vel æquandam jurium ſuorum reci-procationem bella ſuſcipiunt ; Chirurgi & Medici conditione diſpares ſunt ; Illi ergo medi-tantur antiquum fœdus ſubver-

Il y a dans la Vie civile, une communauté de Travaux, dont on doit admirer le nombre, la diſtinction, la ſimilitude, la différence, la convenance, & l'incompatibilité. C'eſt un bien pour le Public & les Particuliers, que les talens ne ſoient jamais mêlés ni confondus. Les richeſſes d'un Etat augmentent, à meſure que les Sujets perfectionnent reſpectivement leur ſavoir-faire, avec lequel ils concourent chacun au bien commun ; ſurtout, quand ils ſont tous en bonne intelligence : mais elle eſt rare dans les Profeſſions qui ſe reſſemblent : Cette reſſemblance eſt l'occaſion la plus fréquente des diſſentions.

La Médecine ne le prouve que trop, par les conteſtations qu'elle a avec la Chirurgie depuis plus de deux Siecles. Pourquoi ne finiſſent-elles pas ? Les Rois ne ſont pas toujours en guerre. Quoi des Médecins & des Chirurgiens ſeroient toujours en débat ? Peut-être que oüi, & en voici la raiſon. C'eſt que les Rois ſont de même condition : auſſi ne font-ils la guerre, que pour défendre leurs droits réciproques, & y mettre une juſte balance ; au lieu que

tere ; ut horum ruinâ crefcant.
Hujufce jurgii ultima erit fcena,
homo minùs valens ; morbofa
proinde & languefcens Societas.

Confilio præftat Médicus :
prodeft manu Chirurgus : ambo
néceffarii funt : fic experti judi-
cavêre Patres noftri. Hactenus
præfuit Medicus, fecutus eft Chirurgus : hic hodie imperet ; ille
fponte obtemperabit : Neuter
erit hujufce novi ritûs victima :
folus innocens plectetur Ægro-
tans.

II.

Utinàm cupiditati minùs auf-
cultarent homines ! Sui perpetuò
compotes ,
& Religionis veritatem neceffita-

les Médecins & les Chirurgiens, font
d'un état différent ; auſſi ces derniers
font-ils leurs efforts pour ſe ſéparer des
Médecins, & s'approprier leurs droits.
Si jamais ce deſſein s'exécutoit, la
ſanté des Particuliers deviendroit plus
imparfaite, & il s'enſuivroit une ſorte
de langueur dans la Societé.

Nos Peres ont éprouvé l'importance
du Médecin & le mérite du Chirurgien : leur ſageſſe leur a fait ſentir la
néceſſité de ces deux états ; mais ils
ont voulu que l'un fût dépendant de
l'autre, & que le Chirurgien ſe prêtât
aux avis du Médecin. S'il étoit poſſible de vouloir aujourd'hui le contraire, le Médecin eſſayeroit d'obéir au
Chirurgien : ils ne feroient ni l'un ni
l'autre, les victimes de ce renverſe-
ment : le Malade, ſans y avoir contri-
bué, feroit le ſeul qui en ſouffriroit.

II.

Si l'Homme vouloit ne point tant
écouter ſes paſſions, jouiſſant de la
paix de ſon cœur, il ſentiroit la vérité
& la néceſſité de la Religion, & par
conſéquent la réalité & l'utilité de la

temque , & Medicinæ existen-
tiam atque ûtilitatem confite-
rentur. Hahc venerarentur Artem , quam creavit Altissimus,
Deique Ministros agnoscerent eos
qui singularem illi impendunt
operam. Sic piè affecti homines,
constantem Medicinæ præberent
fiduciam , quæ ut medenti com-
moda , sic & ægrotanti foret uti-
lissima.

Æger docilis nec anxius , quam
patienter expectaret , quando
Medico visum est nihil movere,
tàm fideliter obtemperaret quando offertur pretiosum & labile
medicandi tempus , quòd solus
Medicus dignoscit & captat op-
portunè. Medicus verò ægrotantium & adstantium percontationi-
bus numquam impeditus , facien-
da certiùs proponeret. Inde omni-
bus liqueret *Medica veritas.* Ful-
gentis tunc Medicinæ radiis per-
culsus imperitus quilibet ab eâ

Médecine. Ces pieux sentimens lui feroient regarder ceux qui s'appliquent
particulierement à cet Art , que le
Très-haut à créé, comme d'autres Miniſtres du Seigneur : il ſe confieroit en-
tierement à eux , & il s'enſuivroit de
cette confiance , de très grands avan-
tages à tous égards.

Car premierement , le Malade feroit
plus docile & moins inquiet ; il ne s'im-
patienteroit jamais , lorſqu'on lui con-
ſeilleroit d'attendre & de ne rien faire;
il exécuteroit ponctuellement ce qui
lui feroit preſcrit ; & dans l'uſage des
remédes il profiteroit toujours de ces
précieuſes occaſions , que l'on ne peut
connoître ni ſaiſir à propos , qu'avec
les lumieres de la Médecine. Seconde-
ment , le Médecin qui feroit ſûr de la
confiance de ceux qu'il traiteroit,
n'auroit plus à combattre les contra-
dictions frivoles & fatiguantes , tant
des Malades que des Aſſiſtans : Il pro-
poſeroit plus aiſément ce qu'il convien-
droit de faire. Troiſiémement , perſonne ne douteroit de la *vérité de la Médecine* , & cette perſuaſion empêche-
roit ceux qui ſont ſans principes , de
ſe mêler de la Profeſſion. Quatriéme-

suscipiendâ deterreretur; parce-
retur ideò magis hominum vitæ
& sanitati : Non ampliùs occurre-
rent ægri ex Empiricorum teme-
ritate languentes tristiùsve afflic-
ti; nec umquam viderentur alii
intempestivâ remediorum farra-
gine occisi, quos curis multis,
paucis verò medicaminibus aut
restituisset, aut diù sustinuisset
Medicus.

Quantum solatii tunc Medici
perciperent : quàm levarentur
ceteræ molestiæ, quibus illorum
vita infestatur necessariò ! Deus
quidem artem nostram magnis
cumulavit honoribus, ab iisque
nihil detraxit Humana gens; Ve-
rùm hos honores vitæ discri-
mine sibi parat Medicus. Sco-
pulos inter & labores versatur
perpetuò; Ceteris vivit, non sibi.
Ferè semper vigilat, sæpe sæpius
currit. Frigora, imbres, tempes-
tates, contagia, eum à benefa-

ment, la vie & la ſanté des hommes
courroient moins de riſque : Les Char-
latans n'auroient plus occaſion d'appliquer des remedes témérairement ,
& hors de ſaiſon : On ne verroit plus
périr des Malades par un fatras de dro-
gues , tandis qu'un Médecin les auroit
guéris , ou fait vivre plus long-tems
avec peu de remedes & beaucoup de
ſoins.

Quelle conſolation alors le Médecin
n'auroit-il pas , quoique toujours au
milieu des peines & des travaux , qui
ſont indiſpenſablement attachés à ſa
Profeſſion ! Dieu a comblé la Médecine des plus grands honneurs , & les
Hommes n'en ont rien retranché.
Mais pour s'en rendre digne , il faut
qu'un Médecin riſque perpétuellement
ſa vie : Il eſt toujours au milieu des
écueils , il ſe ſacrifie pour chaque homme en particulier ; Il eſt le ſeul pour
qui il ne vit point , il veille toujours ;
Il court le plus ſouvent : Le froid , le
chaud, la pluye, l'orage, la peſte, ne le
découragent jamais, quand il s'agit de
faire le bien qui dépend de lui. Ordi-
nairement il ne ſent que de mauvaiſes
odeurs ; il ne voit que des choſes tri-

ciendo minimè deterrent ; ipsius
nares ingratus odor , oculos trif-
te spectaculum , aures planctus ,
& querimoniæ offendunt. Hæc tamen omnia facilè fert , qui verè
Medicus est. Felix nimiùm , si ,
quidquid boni meditatur, præsta-
re posset : præstaret autem sæpiùs;
sed, ut agat, Ministris opus habet:
ipsi verò Ministri Medico obsis-
tunt frequentissimè. Id tamèn , ut
fatendum est , evenit plerùmque
plebis culpâ, confidentis magis Mi-
nistro Medicinæ quàm Medico.

Plebs sensibus judicare solet ,
iisdem etiam sæpè decipitur. Videt Chirurgum in loquendo
promptum , in operando auda-
cem ; Medicum è contrà in co-
gnoscendo & suadendo medita-
bundum. Ideò sibi fingit Chirúr-
gum in operando certiorem esse ,
quàm Medicum in consulendo. Sed
is non est Medico certior, ...
rum exitum nosse nequit, imò de

tes , il n'entend que des plaintes & des
cris ; Néanmoins l'amour de ſon état
fait qu'il tourne au profit du Malade,
tous ces déſagrémens ; Il n'auroit à
déſirer que de pouvoir procurer tout
le bien qu'il médite. Mais il y trouve
des obſtacles, parce que ceux dont il a
beſoin , refuſent aſſez ſouvent de ſe
joindre à lui. Il faut avoüer cependant,
que ce n'eſt pas tant leur faute , que
celle des gens, qui ont plus de confiance aux Chirurgiens qu'aux Médecins.

Quand on ne juge que par les ſens,
on eſt ſujet à ſe tromper. On-voit, par
exemple, un Chirurgien décider promp-
tement , & ne point balancer pour
opérer ; tandis qu'un Médecin réflé-
chit long-tems pour conſeiller ce qu'il
faut faire. Ces apparences font croire
que le Chirurgien eſt plus certain que
le Médecin. Cependant c'eſt une pure
illuſion : Car le Chirurgien , quoique
borné au talent des Opérations, n'eſt
point ſûr de leur ſuccès , ni même de
ce qu'il fait avec ſes Inſtrumens au
moment qu'il opère.

suorum instrumentorum effecti-
bus numquam potest non dubitare.

III.

Chirurgis indecorum est Me-
dicos contemnere; Medicis inhu-
manum Chirurgos abjicere : sibi
invicem utrique opitulantur. San-
cienda ergo est inter eos concor-
dia , præcavenda confusio. Por-
rò , ex duobus hominibus fœde-
re jungendis , vel ambo ab alio
homine , vel unus ab altero gu-
bernari debet. Nemo potest Medicum & Chirurgum regere.
Necesse est igitur , ut Medicus Chirurgum , aut Chirurgus Medicum regat. Diversi-
mode uterque agit ; ad eundem
tamen finem uterque collimat ;
utrique ergo certus inter se obser-
vandus Ordo , ut suo quisque
fungatur munere. Hujus ordinis

I I I.

Un Chirurgien qui ſait vivre, reſ-
pecte ſans ceſſe les Médecins ; un Médecin qui ſait penſer, conſidére toujours les Chirurgiens. Ces deux Etats
ne ſauroient ſe paſſer l'un de l'autre ;
Il s'agit donc de les accorder & ſe gar-
der de les confondre. Or pour unir
deux perſonnes, ou il faut les ſoumet-
tre à une troiſiéme, ou bien, que l'un
gouverne l'autre. Qui que ce ſoit ne
peut gouverner le Chirurgien & le
Médecin, quant à leur Profeſſion. Il
n'y a donc que le Médecin qui puiſſe
être le maître du Chirurgien, ou le
Chirurgien celui du Médecin. Chacun
d'eux a ſes fonctions particulieres : Ils
n'ont tous deux qu'un ſeul & même
but, en ſorte, que pour y parvenir,
il faut néceſſairement, que dans leurs
actions ; ils ſe conforment ſur l'ordre
que les parties du corps humain tien-
nent entr'elles.

En effet ; on obſerve dans la manie-
re dont elles agiſſent, une diſtinction

exemplar ipfamet eft corporis humani Fabrica.

In corpore humano partes aliæ internæ, aliæ externæ; aliæ, quarum actio primaria eft; aliæ, quarum fecundaria tantum: atque, ab omnium confenfu, fanitas & vita. Sic, inter eos qui publicam valetudinem curant; alii funt Principes, & confulunt, alii Miniftri, & exfequuntur. Priores quibufcunque affectibus fanandis dant operam: Pofteriores folis externis manus admovent. Ex utrorumque confpiratione, pendet legitima totius hominis curatio.

Abfque Chirurgi minifterio, fuum plerumque Medicus adimplere nequit officium; Nec fuum vulgò Chirurgus, abfque Medici judicio. Aliqui tamen funt & rari affectus, in quibus curandis, fibi ipfi fufficit Medicus: fed, five in morbis Acutis, five in

fenfible entre celles qui font internes,
& celles qui font externes. Les pre-
mieres font dominantes dans leurs
mouvemens ; Les fecondes font fu-
bordonnées. Cette union & cette har-
monie, font la fanté & la vie de
l'homme : C'eft donc pour imiter l'ordre de la Nature, que ceux qui font
employés à la confervation de la fanté
publique, doivent fe maintenir, les uns
dans le rang de Supérieurs, les autres
dans celui d'Inférieurs. Les premiers
font obligés de ne s'appliquer qu'à
connoître & à fuivre toutes les maladies en général ; Les feconds, de ne
s'occuper qu'à remédier directement
aux maladies extérieures. Les uns &
les autres doivent s'entendre, fe ré-
pondre, & s'unir pour guérir régulie-
rement l'Homme, confidéré dans fon
entier.

Le Médecin ne fçauroit ordinaire-
ment remplir fes deffeins, fans le minifte-
re du Chirurgien. Le Chirurgien ne
peut appliquer fes fecours, fans le juge-
ment du Médecin. Il eft des maladies
où le Médecin fe fuffit à foi-même ;
mais pour l'ordinaire, il employe la
main du Chirurgien. Il eft auffi des

Chronicis , fere femper opportu-
ne fit Vena-fectio ; aut crebro
oriuntur fymptomata , quæ nifi
igne aut ferro curari nequeunt ;
unde fæpiffime opus eft Chirurgo. Nonnumquam pariter fibi
fatis eft Chirurgus : Sic , Ubi an-
tecedentes externorum morborum caufæ , aut fenfibus patent ,
aut folâ ægri adftantiumve narra-
tione difcuntur. ; Ubi præterea
affectiones funt leviores vel re-
centiores , quales funt. v. g. fim-
plices Fracturæ , novæque Luxa-
tiones ; Tunc Chirurgus , fuâ inf-
tructus Anatomiâ , harum cura-
tionem per fe poteft fufcipere.
Si verò affectiones fint vetuftiores,
fi partes *Similares* , ut Cartilagi-
nes , Ligamenta, Tendones affi-
ciantur , Si liquida , irritato aut
nimium laxato fibrarum *elatere* ,
cefpitent ; Tunc non fine ægri
difcrimine folus agit Chirurgus.
Capiat neceffe eft Medici fenten-

cas où le Chirurgien peut ſe paſſer
de l'avis du Médecin, comme ſont les
accidens, ou legers, ou récents, &
dont il ſuffit de connoître les cauſes
extérieures, ſoit en les voyant, ſoit
en les apprenant par le recit du Malade ou des Aſſiſtans ; Telles ſont les
fractures ſimples & les luxations, dans
leſquelles un Chirurgien qui ſçait l'A-
natomie qui lui convient, peut agir
de lui-même. Mais ſi ces accidens tirent
en longueur & dégénerent en maladies, par le délabrement du tiſſu des
cartilages, des tendons ; Si les humeurs
ſont arrêtées ou déroutées par le tirail-
lement ou le relâchement des fibres,
il n'eſt point alors de la prudence du
Chirurgien, d'agir ſans avoir conſulté
le Médecin. C'eſt de lui qu'il doit exiger tous les moyens de faire ceſſer l'ir-
ritation des fibres, ou de réparer leur
reſſort : afin qu'en rendant aux liqueurs
leur mouvement, leur fluidité, l'on
puiſſe prévenir la corruption & la
flétriſſure des parties ſolides ; ou du
moins, que l'on ſoit ſûr d'avoir tout
fait pour éloigner des Opérations dou-
loureuſes, équivoques, funeſtes, & qui
laiſſent toujours après elles, quelques

tiam, ut liquorum stases, spissitudines , corruptiones , ut soludorum marcor, ut denique molestæ, crudeles, funestæque præcaveantur operationes. Religio ergo postulat , ut nulla fiat operatio , nisi præsens Medicus declaraverit prius , morbum solo manuum opere sanari posse.

Chirurgus videt fortuitas causas & objectá oculis morborum externorum symptomata : Medicus præterea prospicit eorundem causas internas & symptomata remotiora. Prior notitia Chirurgo sufficit , ut dextere Operetur ; alterius præsidio indiget , ut feliciter & secure. Hæc eadem altera nascitur ex considerationibus , quas Medici doctriná suppeditat, circa Febrem operationi supervenientem , Pus tenuius, crassius, uberius, parcius , fetidius ; Labiorum vulneris renixum , callum , livorem , gan-

imperfections fur l'Homme. La religion eft donc le principal motif qui
doit empêcher le Chirurgien d'entre-
prendre, & le Malade de fe laiffer faire aucune Opération, à moins que
le Médecin ne foit préfent & n'ait dé-
claré que le mal ne peut fe guérir que
par cette efpece de fecours.

Un Chirurgien ne connoit que les
caufes externes & leurs premiers effets.
Un Médecin joint à cette connoif-
fance celle des caufes intérieures & des
fymptomes aufquels on doit s'attendre. La premiere fuffit pour opérer
adroitement : Sans la feconde on ne
peut opérer heureufement. Celle-ci eft
particuliere au Médecin, dont la Pro-
feffion confifte à réfléchir fur la fièvre
qui furvient aux playes, fur la nature
du pus, fa quantité, fa fluidité, fon
épaiffiffement, fon odeur, & fur la
molleffe & l'affaiffement des bords de
la playe, leur couleur brune ou noire,
qui dénote les différens degrés de mor-
tification. Les vûës de la Chirurgie
font tout-à-fait différentes ; Elles ne
donnent au Chirurgien aucune con-
noiffance fur les caufes prochaines de
ces accidens ; par conféquent il ne

grænam, sphacelum. Hæc omnia videt quidem sensibusque detegit Chirurgus, sed undenam proficiscantur judicare nequit, ipsis ideo nescit mederi. E contra Medicus, eorundem ortum præsentit eademque nata certius cognoscit : quia ab iisdem internis fluunt causis, ac ceteri affectus : Illis autem causis expugnandis ex officio suo assuefactus, diversas & multiplices earundem distinguit lavas; atque his, sive ante operationem prævisis, sive præsentibus symptomatis, idoneâ victûs ratione, & convenientium auxiliorum usu, prospicit efficaciter.

Ipsi inde quàm Chirurgo, certius innotescit futurus operationis eventus. Nec mirum. Medico doctrinæ genus est Chirurgi cognitionibus longè superius. Chirurgus corpus humanum externè tantum modo explorat :

ſçauroit y remédier par lui-même. Le
Médecin, au contraire, les connoît &
les prévoit avant & après les opérations ; Il ſçait d'avance les change-
mens qu'elles doivent faire dans les
fibres & dans les liqueurs, parce que
ſa Profeſſion l'oblige d'obſerver ceux
des maladies internes, qui en ont de
tout-à-fait ſemblables ; & c'eſt de là
qu'un Médecin, qui ſçait choiſir les
ſecours de la Chirurgie, détourne encore par ſes autres remedes, & par un
régime convenable, la plûpart des
Symptomes qui pourroient ſurvenir ;
& de ceux qui doivent ſubſiſter quel-
que-tems, il en adoucit une partie, &
diſſipe l'autre inſenſiblement.

Le Médecin eſt donc plus ſûr du
ſuccès d'une opération, que ne l'eſt le
Chirurgien. Son étude auſſi a bien
plus d'étenduë. Le Chirurgien eſt cen-
ſé ne connoître que les dehors du Corps
humain. Le Médecin va plus avant ;
il l'examine dans la ſubſtance de ſes
parties ; il conſidére ſans ceſſe la vie,
la ſanté, la maladie ; il cherche ſur le
cadavre le ſiége des Puiſſances & des
Mouvemens ; en un mot, il ne laiſſe

Medicus ad intima pervadens, hominem viventem, ſanum, ægrotantem obſervat, partium ejuſdém in quocumque ſtatu poſiti rimatur potentias : ipſum hominis Cadaver propriâ ſæpe, Chirurgi aliquando manu diſſectum perluſtrat, unâ cum Eo organorum ſitum, connexionem , figuras , numerum inſpiciendo diſcit.

Suam ergo in Anatomicis ſectionibus peritiam Chirurgus jactet : Eas nec faſtidit , nec negligit Medicus ! ſed ſeſe præcipuè tradit Obſervationi affectionum quæ corpori contingunt ex aëris mutationibus , ciborum differentiis, exercitorum & laborum ſpeciebus , atque ex diverſâ ſingularum animi perturbationum vi. Sic perſcrutatur & deprehendit intimam partium Naturam , cultri anatomici acie nullatenus attingendam. Ex his cognitionibus , quas ſtudio ſin-

échaper

échaper à ſa curioſité aucune des ſitua-
tions de l'Homme. Il diſſeque quelque
fois de ſa propre main ; mais ordinai-
rement il emprunte celle du Chirurgien, parce qu'en ne faiſant que voir, il
juge mieux des effets des organes ,
que s'il étoit attentif à les foüiller , &
avec ſes yeux il apprend auſſi bien que
le Chirurgien le fait avec l'inſtrument ,
la ſituation , la figure , l'arrangement &
le nombre des Parties.

Le Chirurgien a la prérogative d'ex-
celler dans les Préparations Anatomi-
ques , & c'eſt ce qui le diſpoſe à bien
opérer. Le Médecin a celle d'obſerver
toutes les impreſſions que le Corps re-
çoit pendant la vie, à l'occaſion de la
variété de l'Air ; de la différence des
Alimens , des Exercices , des Travaux ,
& de la vivacité plus ou moins grande des Paſſions , & c'eſt ce qui le fait
bien júger de tout ce qui a Rapport à
l'homme , même du tiſſu intérieur des
Organes , lequel eſt ſi caché , qu'il
échape aux recherches manuelles du
plus curieux Anatomiſte. C'eſt auſſi
avec cette Connoiſſance , qui fait l'a-
panage du Médecin , que l'on peut s'aſſûrer de la néceſſité , de la convenance

gulari proprius fibi reddit Medicus, deducuntur. Operationum
neceffitas, opportunitas, Un-
guentorum, Cataplafmatum,
Oleorum, Pulverum, Linteorum,
&c. ufus.

Quid ergo Chirurgus abfque
Medici documentis? Nec enim
talis doctrina longâ Chirurgorum experientiâ fuppletur. Eorum nemo ufu peritus evadit,
nifi plurimorum ægrorum & fuæ
ipfius ætatis difpendio. Unde,
Medico nondum certior, Jam fe-
nex factus eft, Operando inhabi-
lis.

I V.

Mammam Cancro impeditam
abfcindit Chirurgus: Pleuritide
laboranti venam fecari jubet Medicus. Ifta fua cuique liquidò patent facta. Aft Chirurgus feor-
fim dubitat, faltem dubitare de-

des Opérations , & de l'uſage des On-
guens , des Cataplaſmes , des Huiles ,
des Poudres , des Bandages , des différens Appareils.

Que ſeroit-ce donc qu'un Chirurgien , s'il étoit privé des lumieres d'un
Médecin ? En vain ſe flatteroit-il de les
acquérir par une longue expérience.
Car il faudroit qu'il prît ſur lui de riſ-
quer un grand nombre de Malades ; de
plus , il vieilliroit en attendant , & ſans
ſe procurer plus de certitude , que celle qu'il trouveroit toujours dans le
Médecin , ſon âge trop avancé le met-
troit hors d'état d'opérer.

I V.

Un Chirurgien coupe une mamelle
affligée d'un Cancer ; un Médecin
fait ſaigner un Malade attaqué d'une
Pleuréſie. Ils ſont l'un & l'autre égal-
lement ſûrs de ces ſortes de faits. Mais
le Chirurgien n'a-t'il pas douté , avant
de faire l'opération , ſi elle étoit né-
ceſſaire ? Ne doit-il point douter en la
faiſant s'il la fait parfaitement , & après

bet , an hujus Mammæ fectio fue-
rit neceffaria, an perfecta fit, an nihil vitii in Vulnere relinquatur ,
an hæmorrhagia fuperveniens
præcaveri non potuerit, an foli-
to more primùm compreffa , rur-
fus reditura non fit, an fit fpe-
randa cicatrix , abfque Cancri
reditu, aut humoris eundem gi-
gnentis , vel in fanguinem re-
fluxu , vel ad alteram Mammam
migratione , vel occulto in alia
vifcera decubitu. Medicus pariter non certò cognofcit Pleuriti-
di fanandæ nihil effe præfentius
venæfectione, Nefcit præcisè fan-
guinis primâ miffione detrahen-
di modulum , nec venæ-fectio-
num iterandarum numerum. Ti-
meat femper & præcaveat neceffe eft in Pulmone , vel Abcef-
fum , vel Phthifin.

Ingenuè fi loqui velint Medicus
& Chirurgus, fatebuntur , ex his

l'avoir faite , s'il n'a rien laiſſé de gâté, s'il n'eſt pas cauſe de l'hémorragie, ſi l'ayant arrêtée par la compreſſion des vaiſſeaux , elle ne reviendra plus ; ſi la playe ſe cicatriſera ſans le retour du cancer ; ou ſi une partie de l'humeur qui le cauſoit , ne ſe dépoſera point ſur l'autre mamelle , ou ſur quelqu'autre des viſceres ? Le Médecin pareillement , en ordonnant la ſaignée dans la Pleuréſie , n'eſt point abſolument ſûr que ce ſoit l'unique & le meilleur remede ; il ne ſçait point au juſte là quantité de ſang qu'il doit faire tirer chaque fois , ni le nombre des ſaignées qui lui paroîtront néceſſaires , & quelque précaution qu'il prenne , il doit toujours appréhender , même avec les apparences du contraire , qu'il ne ſe faſſe quelque abcès aux poumons, quelque épanchement dans la Poitrine , ou que le Malade ne devienne Pulmonique.

Tous Médecins & tous Chirurgiens de bonne foi , conviendront qu'ils ne peuvent point s'aſſûrer chacun dans leur miniſtere , que ces accidens arriveront ou n'arriveront pas , & qu'ils les préviendront. Il y a donc de part &

& illis incommodis, nulla evidenter præcognofci poſſe. Par igitur eſt utrobique dubitandi ratio: Eo tamen diſcrimine, quod, Chirurgus, conſulto priùs Medico, ſanctè & legitimè audeat in operando; Medicus verò ſemper coram Deo tremat, fiatque coram hominibus ex ſuâ tantummodo conſcientiâ in ſuadendo fortis. Huic uni licitum eſt fluctuantem & incertum Chirurgum firmare. Utrique enim ſenſibus utenti, in morborum externorum examine, par & æqua accedit notitia; ſiquidem in utroque vigent æqualiter ſenſus: ſed in iiſdem tractandis Chirurgo certior eſt Medicus; quia Ipſi proprium eſt noſſe remedii cujuſlibet virtutes; partium ſolidarum *elaterem*, humorum naturam, ægrorum vires, temperiem, & ingenii indolem.

d'autre une égalité d'incertitude & une égale néceſſité de douter : Avec cette différence, qu'un Chirurgien opere ſans ſcrupule, & ſans bleſſer la Religion & les Loix humaines, ſitôt qu'il s'eſt fait autoriſer de l'avis du Médecin. Au lieu que celui-ci tremble toujours devant Dieu, & ne paroît certain & ferme dans les conſeils qu'il donne, que parce que ſa Conſcience les lui dicte continuellement. Il n'appartient qu'au Médecin de lever les doutes du Chirurgien. En ſuppoſant dans l'un & l'autre les ſens également bons, on ne ſauroit diſconvenir qu'ils ne connoiſſent également toutes les maladies extérieures. Mais lorſqu'il s'agit de leur guériſon, le Médecin eſt plus certain que le Chirurgien, parce qu'il joint aux lumieres qu'il a en commun avec lui, celles qui lui ſont particulieres ſur l'uſage des Médicamens, ſur le reſſort des parties ſolides, ſur la force des malades, leur tempérament & leur caractere d'eſprit.

Le Chirurgien ſe rend recommandable auprès du Médecin par ſa facilité à diſſéquer & opérer. Le Médecin, s'étant privé du manuel des opérations,

Scalpellus Chirurgum perficit:
Medicum commendant judicii
perspicacitas , evidentior causa-
rum internarum cognitio , rec-
tiusque consilium. Ergo , si graf-
setur Pestilentia , manum suam
admovere non debet Chirurgus ,
nisi directus consilio Medici. Hic
contagii naturam , vires , progres-
sus perpendendo , quâ viâ trac-
tandi sint Bubones iisdem tempo-
ribus sævientes , an Maturanti-
bus , an Cauteriis , an Ferro , solus
indicare , saltem , solus experiri
potest., Ministrante Chirurgo.

. Chirurgiæ operantis unus est
fons , Anatomia scilicet. Non
ex Eâ , sed ex aliis Medicinæ
Dogmatibus eruuntur Tumorum,
ut Cancrorum , strumarum &c.
species , differentiæ & signa. Chirurgia cognitos supponit morbos :
Sola Medicina Eosdem disgnos-
cit , tam internos , quàm exter-

ſe rend reſpectable auprès du Chirurgien, par la pénétration de ſes juge-
mens ; l'étenduë de ſes conſeils. Le
Chirurgien a tellement beſoin des avis
du Médecin , que lorſqu'il ſurvient des
maladies extraordinaires , comme la
Péſte ; il ne doit appliquer ſa main ſur
les tumeurs qui paroiſſent ordinaire-
ment dans les aines pendant ces ſortes
de tems , que ſuivant l'avis du Médecin qui ſçait juger du caractere , de la
force & du progrès de la contagion.
Il n'y a que lui qui puiſſe alors indi-
quer ou éprouver de concert avec le
Chirurgien ; ſi l'on doit employer pour
ces bubons, ſoit des remedes Matura-
tifs, ſoit des Cauſtiques, ou s'il faut faire des ouvertures avec les Inſtrumens.

La Chirurgie étant un Art de pure
opération , n'a d'autre ſource que l'A-
natomie ; L'habitude à diſſéquer ne dé-
couvre point les eſpeces, les différen-
ces , & les ſignes des Cancers ; des
Ecrouelles , & de toutes les autres tumeurs. En un mot , elle ſuppoſe dans
ſon travail , que les maladies pour leſquelles elle eſt employée , ſont con-
nuës , & elle s'en rapporte aux con-
noiſſances que le Médecin lui en don-

nos ; Sola difcrevit Lepram , Scorbutum , Luem , veneream ; Sola cuique peculiarem aptavit fanandi methodum ; Sola pariter delitefcentes Abfceffus cognofcit. Fuerunt hujufcemodi Abfceffus , quos inviti aperuerunt Chirurgi ; fed brevi mirati funt perfpicacitatem Medici , ubi lanceolam pure immerfam confpexere , eademque feliciter fanata viderunt Apoftemata.

Lex dubitandi æquè data eft Chirurgo & Medico : Huic uni relictum eft grave decernendi onus. Dubitet ergo Chirurgus , & non femper affirmet ex fanguine , vel pure , vel aquâ , Tumorem genitum effe. Factæ funt Punctiones in Abdomine , abfque ullâ aquæ evacuatione, five quia deficiebat , five quia in eo latebat loco, ad quem inftrumenta vel manus Chirurgi per-

ne à chaque occasion. Aussi le Médecin est le seul , dont la science ait dis-
tingué les maladies en Internes & Externes. C'est le seul qui ait fait la différence de la Lepre , du Scorbut , du
Mal Venérien, & des Méthodes, qu'exi-
ge chacune de ces maladies. C'est avec
ses lumieres , que l'on connoît jour-
nellement les Abscès cachez dans les
entrailles. On en a fait ouvrir par des
Chirurgiens malgré eux ; mais ils fu-
rent surpris de la quantité du pus qu'ils
firent sortir , & plus encore du suc-
cès de leur opération. Ce font des
preuves incontestables de la pénétration du Médecin.

Le Chirurgien est comme lui obligé
de douter ; Mais il n'y a que celui-ci qui
soit chargé de décider ; La décision est
son métier comme l'opération est celui
du Chirurgien. Ils font ensemble ces
quatre yeux, qui, comme on dit , valent
mieux que deux ; & fans lesquels un
Chirurgien ne peut assûrer qu'une tumeur contient ou du fang , ou du pus ,
ou de l'eau. Ne fait-on jamais des ponc-
tions au bas-ventre , ou des ouvertures à la poitrine , fans y trouver aucune liqueur épanchée , foit qu'il n'y en

venire aut non poterant, aut non
debebant. Apertum eſt aliquoties
Pectus , neglectis Medicorum
conſiliis , ſine ullo cujuſvis humoris exitu. Quid operationis
ipſo tempore agat Chirurgus cer-
to non ſcit. Vel ſagacior iu Anatomiâ, Juguli Venas ſecare non
audet, quum breve eſt collum ,
pingue , aut quâcunque de cau-
sâ tumefactum. Ubi Brachii Venas tundit, certus non eſt ſe nec
Arterias , nec Tendones , aut
Aponevrôſes , nec Nervos læſu-
rum. Ipſam ſecans ſaphenam ,
pertingit aliquando ad Arteriam
Tibialem ; ibique , quod tamen
rarius eſt, accerſit Aneuriſma.
Demum , Prudentiori ſæpe acci-
dit Venam albâ quærere lan-
ceolâ.

Nonne Tumoribus Naturæ
relinquendis , p erverſo tamen
remediorum uſu, importunâ præ-

ait pas effectivement , soit qu'il soit
impossible de trouver l'endroit où elle
est , ou d'y parvenir par aucune opération. Il n'y a peut-être alors rien à
reprocher au Chirurgien, quant à sa
dextérité. Mais c'est toujours une con-
solation pour lui ; & pour tous ceux
qui s'intéressent au malade , quand cela
n'arrive qu'après avoir consulté les Médecins & suivi leurs avis. Comment un
Chirurgien pourroit-il être sûr du suc-
cès de ses opérations ? il ne l'est pas de
ce qu'il fait sur les parties du Corps dans
le tems même qu'il opére. Le plus par-
fait Anatomiste , par exemple , n'ose-
roit saigner à la gorge , lorsque le col
étant , ou trop gros , ou trop court ,
ou trop gonflé ne lui permet pas de
sentir la veine. Il n'évite pas toujours
dans la saignée du bras, quelque attention qu'il apporte, les Arteres , les Tendons & les Aponevroses des muscles.
Dans celle du pied, il pique , sans l'a-
voir pû prévoir, l'artere , & y occasion-
ne ces gonflemens, qu'on appelle Ane-
vrismes, ce qui sembleroit ne pouvoir
arriver qu'au bras. En un mot le moins
qu'il puisse craindre , est de faire des
saignées blanches.

fertim inftrumentorum · applica-
tione, tractatis, Ulcera fucce-
dunt maligna ? Nafcens Cancer,
dolore atroci ftipatus, excipit
avulfa. Carcinomata., .& jam
prope ad-cicatricem perducta.
Ulcus ex fimplici, *cancrofum* fit,
quum primâ fronte Caufticis fuit
exafperatum. Vifa eft exefa facies
propter *Scarificationes* in eâ factas,
ob Tumorem depreffum Febris
malignæ criticum. Erat in centro
Tumoris macula nigrefcens, ex
quâ Gangrænam, folâ fectione
curandam „ conjecerat Chirurgus. Nunquamne in Hydrope,
fcarificatis Tibiis, invita fit occul-
ti Saphenæ rami 'fectio ; quam
fequuntur pedum inflammatio,
dolor acerbus ; fuppuratio qualis
Ulcerum. eft.; Nonne tunc etiam
aliquoties, intra diem ab opera-
tione, *gangrænofo* Scorbuto uni-
verfa cutis maculatur ?

« Combien d'ulcéres, qui ne ſont que
des ſuites de certaines excroïſſances
qu'on auroit abandonnées à la Nature,
ſi l'on avoit prévû le danger & le con-
tre-tems des remédes ? Combien de ces
excroiſſances, qu'on n'auroit point cou-
pées, ſi l'on avoit ſçu que la playe, après
un long penſement, ſe fût terminée par
un Cancer inopiné ? Que d'ulceres ſimples, que l'on rend chancreux par l'uſage
des cauſtiques ! On a vû tout un viſage
tomber en pourriture à cauſe des inci-
ſions, qu'on avoit faites ſur la jouë à
l'occaſion d'un dépôt, qu'une fiévre
maligne y avoit produit ; le Chirurgien, qui ignoroit que c'étoit une ſuite
d'une maladie, prit une tache noire,
qui étoit au centre de la tumeur, pour
le ſigne d'une gangrene qui exigeoit
des taillades. Dans les différens cas où
l'on fait des ouvertures aux jambes, un
Chirurgien peut-il toujours éviter quelques rameaux de la Saphene ; & lorſqu'il en rencontre de conſidérables ; ne
ſurvient-il pas dans ces parties une in-
flammation ſuivie de ſupuration, avec
perte de ſubſtance, & tous les ſymptô-
mes des ulceres rongeants ; ou bien,
dès le lendemain ne ſe répand-t'il pas

An in Bubonocele Inteſtini ſtatum cognoſcit ante ſectionem Chirurgus? Nonne, fruſtra aperto tumore, aut perforatum, aut ſphacelo affectum ſæpe ſæpius detegitur Inteſtinum? In Vulneribus Capitis, an ſemper humoris quæſiti loco reſpondet Terebratio? Nonne è contra pluries & incaſſum ſæpe adhibetur? In Veſicæ morbis, ubi Cathetere exploranda eſt, Quilibetne poteſt indifferenter adhiberi Chirurgus? Eſtne Peritiori Catheteris inſinuandi certitudo? Nonne ex violento, præcipiti, devio Cathetere, accidunt Veſicæ, Urethræ, Scroto, Teſticulis, Inflammationes, Abſceſſus, Fiſtulæ? Unde, vel cita mors ſubſequitur; vel diros inter dolores, lenta, ſed tamen certa, venit. Immiſſo feliciter, Cathetere, ſemperne certò dignoſcit

par tout le corps des tâches plus ou
moins grandes, & tout-à-fait ſemblables à celles de la gangrene ou du Scorbut? Qui que ce ſoit ne peut parer ces
ſortes d'accidens.

Quand il s'agit d'une deſcente dans
l'aîne, le Chirurgien peut-il ſçavoir l'é-
tat de l'Inteſtin, ſi ce n'eſt après l'avoir
découvert par l'ouverture de la tumeur?
S'il le trouve ou entier, ou troué, où
gangrené, il juge alors de l'utilité ou de
l'inutilité de ſon opération. Dans les
playes de tête applique-t'il toujours le
Trépan dans l'endroit où l'humeur eſt
épanchée? N'eſt-il pas obligé de le réi-
térer, & quelquefois ſans venir à bout
de ſon deſſein? Lorſqu'il s'agit de Sonder
pour quelques maladies, prend-on le
Premier Venu? Ne préfére-t'on pas le
plus Employé à cette opération? Celui-ci même eſt-il ſûr de réuſſir? Eſt-il ſûr
de ne pas violenter la Sonde, de ne la
pas pouſſer trop vîte, & de ne pas faire
de ces fauſſes routes, qui attirent ſur la
Veſſie, le Conduit des urines, & les
Parties cachées, des inflammations,
des fiſtules, & d'autres accidens que la
mort ſuit de près, ou qui la précedent
pendant quelques-tems avec des dou-

Chirurgus Vesicæ statum , Calculi præsentiam ; speciem , molem , numerum , figuram ? In Lithotomia , scitne Chirurgus se satis secasse , sufficienterve dilatasse Vesicam , habitâ Calculi ratione ? Semperne , suscipiendo Calculo idoneos eligit forcipes ? Amplectiturne semper Calculum ? Nonne , eodem aut fugiente , aut absente , ipsamet aliquando Vesica à forcipibus prehenditur & mordetur ? Ergo , fatendum est frequentem esse Chirurgo dubitandi locum.

Incerti isti operationum effectus & eventus non sunt Chirurgorum crimina : Artis suæ nævi sunt & maculæ , quibus demonstratur modestiam in Ipsis requiri. Incertus , tam in operando , quàm in curando , Chirurgus vacillet semper : suas Medicus habeat sollicitudines ; sua impedimenta. Sed

leurs les plus cruelles. S'il a le bonheur
d'inſinuer la ſonde, Eſt-il ſûr que la veſſie ſe comporte bien? Peut-il dire qu'il
y ait abſolument une Pierre, de quelle
eſpece, de quelle groſſeur, & de quelle figure elle eſt, ſi elle eſt ſeule, s'il y
en a pluſieurs, & combien? Lorſqu'il
vient à tailler: Sçait-il ſi ſon inciſion eſt
aſſez grande, eu égard à la groſſeur de
la pierre? Prend-il toujours les Tenettes qui conviennent? Peut-il compter
que la pierre ne s'échapera pas, où
qu'elle ſe rencontrera ſous ſes tenettes,
ou qu'en voulant la trouver ou l'attra-
per, il ne pincera & ne mordra pas,
pour ainſi-dire, la Veſſie avec les dents
de ſes tenettes? Il faut donc renoncer
au bon ſens, où convenir que le Chirurgien n'eſt point certain.

Cependant cette ébauche des mal-
heurs qui lui arrivent, ne diminue
en rien les louanges, qu'on lui doit.
On ne l'accuſe point, mais on l'a-
vertit que ſon Art a ſes taches; Plus
le Public le louë, plus il doit être
modeſte. Il doit toujours douter du
ſuccès de ſes opérations & des effets
de ſes inſtrumens. C'eſt par cette
conduite qu'il ſe diſtingue des ſimples

Medicum Chirurgus suâ dexteri-
tate juvat., Chirurgum confirmat
Medicus suo consilio. Ambo igitur
sui utriusque consortii necessita-
tem agnoscere debent; ut quisque
debitum Religiosè & feliciter
adimpleat munus.

V

Ars longa, quæ Medicina
est: Ars sola à supremo Nu-
mine creata ad omne humani
generis sensile, commodum:
Scientia est bene vivendi, ra-
riùs aut faciliùs patiendi; nihil-
que negligendi, ut cognito,
quantùm potis est, die verè ne-
cessario, Quisque moriatur. Sa-
pientiæ species est, unicuique
homini infusa, intimo sensu per-
cepta, desideriis probata, re-
ligiosiori, prudentiori, sagacio-

Artiſtes, & qu'il approche du Médecin, qui craint toujours de ſe tromper. La Main du Chirurgien eſt faite pour le Médecin ; Les Conſeils du Médecin ſont faits pour le Chirurgien. L'un & l'autre doivent donc reconnoître la néceſſité de leur union, s'ils veulent chacun remplir leurs devoirs, conformément aux regles de la Religion, & aux Loix de l'humanité.

V.

Le long Métier, que celui de la Médecine ! C'eſt le ſeul que Dieu ait créé pour les commodités ſenſibles du Genre humain. C'eſt l'art de bien vivre, de ſouffrir plus rarement ou plus facilement, & de faire connoître à chaque homme, autant qu'il eſt poſſible, l'heure & les momens de ſa mort. C'eſt une eſpece de ſageſſe, que Dieu a miſe dans l'homme lors de ſa création. On s'en apperçoit par la conſcience, on la ſent par ſes déſirs, plus on a de Prudence, de Religion & d'Eſprit, mieux on la connoît Les malades ſont les premiers qui ayent entrepris de la mettre en uſage. Enfin elle a donné le titre de

ri aperta magis., ab Ægris
prius in ufum promota, obfer-
vata demum à Quibufdam hominibus, qui inde Medicorum no-
men acceperunt.

Tota in fpeculando occupa-
tur. Quidquid agat Medicus.,
five præfcribat quæ æger ipfe-
met præftare debet, five decla-
ret quæ ex Medicinæ Miniftris
exigi poffunt ; illud omne merum
eft confilii genus , à mente fui
confciâ procedens; , Pura eft
mentis cogitatio , pro fupremo
& unico Judice agnofcens Medicinæ auctorem Deum , qui folus
Cogitationum fcrutator eft. Ha-
bendus ergo Medicus , tanquam
Vir populi à Religione datus.

Ut , quæ naturæ nonnihil re-
pugnant; falubriter tamen ap-
plicarentur præfidia ; Medicus
Eas invenit methodos , quæ
Chirurgia & Pharmacia vo-

Médecins , aux perſonnes qui ſe ſont
appliquées à obſerver particulierement
ſes effets.

Tout dans cet Art n'eſt que ſpécula-
tion , penſée & réflexion. Quelque
choſe que faſſe un Médecin , ſoit en
ordonnant au malade ce qu'il doit faire
par lui-même , ſoit en lui marquant ce
qu'il peut exiger des Miniſtres de la
Médecine , il ne fait alors que ſuivre
ſa conſcience ; Ce n'eſt que ſa propre
penſée , qu'il applique au malade ; Il
n'a d'autre Juge de ſes deſſeins , que
Dieu ſeul , qui eſt Auteur de la Médecine , & qui ſeul connoît le fond des
Cœurs. On doit donc regarder le Médecin comme un Homme que la Religion a fait pour le Peuple.

C'eſt cet Homme , qui a appris aux
autres la néceſſité de certains ſecours
artificiels , qui répugnent & font vio-
lence en quelque ſorte à la Nature.
C'eſt lui , qui a trouvé les moyens de les
employer avec ſûreté , & qui en a for-
mé deux Arts , connus ſous le nom de
Chirurgie & de Pharmacie. Ces deux
Profeſſions conſidérées , l'une dans la
perſonne du Chirurgien , & l'autre
dans la perſonne de l'Apoticaire , ne

cantur. Artes istæ non sunt
partes Medicinæ quoad Chirurgum & Pharmacopolam,
sed unius respectu Medici,
qui easdem solus peperit, auxit
& perfecit. Secus, Gymnastica, Musica, ars Coquinaria,
quibus Medicus sæpissime utitur
ad sanandum, eodem sensu dicerentur etiam Medicinæ partes.

Ergo Medici sunt supremi Chirurgiæ & Pharmaciæ custodes,
primi Chirurgorum & Pharmacopœorum judices. Hi proinde & Illi pro Medicinâ facti
sunt, Civibusque nunciati,
Medico primùm suffragante.
Ergo Pharmacopola, qui à Medicis accepit medicaminum confectiones; Easdem tenetur servare, solâque Medicorum veniâ, nunquam ex ægrotantium votis, aut ex aliorum

font point des parties de Médecine ;
Elles n'ont ce titre & ce caractere que
dans le Médecin, qui réunit en sa per-
sonne les principes de ces deux Arts,
& qui les a inventés tous deux, aug-
mentés & perfectionnés. L'usage continuel que le Médecin en fait, ne doit
point les faire regarder comme des parties de la Médecine ; autrement il faudroit y joindre aussi, l'art de s'exercer,
celui de chanter, ou de jouer des instru-
mens, & tous les métiers destinés à la
préparation des alimens, parce que le
Médecin s'en fert aussi tous les jours
dans l'exécution de ses vûës. Suivant
ces maximes, il eft incontestable que
les Médecins font les Souverains Con-
fervateurs de la Chirurgie & de la Pharmacie ; qu'ils font les premiers Juges
des Chirurgiens & des Apoticaires ;
que ces deux Etats font institués pour
la Médecine, & qu'ils ne font recon-
nus du Public, que d'après le suffrage
des Médecins.

Il s'enfuit de-là, ce qui fe pratique
dans presque tous les pays du monde :
Que l'Apoticaire ayant appris du Médecin la composition & la préparation
des remedes, ne devroit pas en difpo-

E

quorumcumque hominum, postulatis vendere debet : Chirurgus pariter quem edocuit Medicus, Manum suam suaque instrumenta, tenetur continere ; atque , nec ex ægri voluntate , nec ex semetipso , sed ex Medicorum consilio & jussu , eadem admovere debet. Sic Neuter , ubi mors aliqua contingit, homicidii torturæve Reus est.

Sunt tamen occasiones, in quibus absente Medico agit Chirurgus. Sic fortuito casu, vel in bello aut jurgio inflicta Vulnera , graviores operationes nonnunquam illicò requirunt ; Ast isti casus non sunt censendi veri Morbi ; sed mera Symptomata ; Integris adhuc humoribus , non illicò internæ sæviunt causæ. Aliunde ista species Curationum, quas primis momentis soli suscipere coguntur

ſer, qu'en vertu des ordonnances du Médecin, jamais de lui-même, ni à la réquiſition du malade ou de quelqu'autre perſonne que ce pût être ; Que le Chirurgien pareillement, auquel le Médecin a montré les cas où ſa main & ſes inſtrumens pourroient être néceſſaires, ne devroit jamais les mettre en œuvre, ni par condeſcendance pour les Malades, ni pour s'en tenir à ſa propre opinion ; mais toujours après avoir conſulté le Médecin, qui, lors qu'un Malade meurt, rend les uns & les autres, par ſon Autorité, exemts des reproches d'homicide & d'empoiſonnement.

Il y a cependant des occaſions où le Chirurgien peut agir ſans le Médecin : Telles ſont les bleſſures qui ſe font à la Guerre, ou qui ſont les ſuites d'un malheur, d'une embûche, d'une querelle, ou d'un duel. On convient que dans la nouveauté de ces accidens, un Chirurgien eſt obligé de faire ſur le champ & de lui-même les plus grandes Opérations. Mais ces bleſſures, quelques graves qu'elles ſoient, ne ſont point abſolument de vrayes Maladies, parce que les humeurs ſont dans leur entier, &

E ij

Chirurgi, fit extra Medicinæ can-
cellos: nec nocet legibus à Chirurgo obſervandis. Alter enim
quilibet caſus poſtulat Medici
preſentiam.

Nata inde Regum noſtrorum
Edicta, Diplomata, Sicut &
Pariſienſis Senatûs conſulta,
Quibus ſancitum eſt, ut in re
Capitali, ſimplex Chirurgorum
Relatio mere *Denunciativa* ſit
apud Judices, Ea vero quæ
etiam Medici judicio munitur,
Decretoria fit apud Eoſdem.
Non tam decantanda eſt ho-
dierna Chirurgorum excellen-
tia; Quæcunque demum illa
ſit, Eorum plùs proderit do-
cilitas, quàm libertas. Qui
contineri poteſt, non debet
fieri Dominus. Ex hoc ſapien-
tioris in Politicâ arte regiminis
præcepto fluxere antiqua Chirurgos inter & Scholam noſtram

ne ſe ſont, ni aſſez dévelopées, ni aſſez dérangées pour produire par elles-mêmes des effets intérieurs. D'ailleurs ces ſortes de panſemens, que les Chirurgiens font dans les premiers inſtans, ſont hors du reſſort de la Médecine. Ils n'agiſſent que par une eſpece de néceſſité, qui contraint à la vérité, mais qui n'anéantit point les loix qu'ils doivent obſerver dans tous les autres cas, qui demandent la préſence du Médecin.

Ces loix ont toujours diſtingué parfaitement le Médecin d'avec le Chirurgien; auſſi les Edits, les Ordonnances de nos Rois, & les Arrêts du Parlement, n'admettent en matiere criminelle que comme des rapports d'avertiſſement, autrement dits, *dénonciatifs*, ceux qui ne ſont faits que par des Chirurgiens, au lieu qu'ils joignent au procès comme pieces *déciſives* les Rapports que les Médecins font conjointement avec les Chirurgiens, dans les cas de mort violente. Rien n'eſt plus juſte que l'eſtime que l'on a pour les Chirurgiens de nos jours. Mais plus on ſent l'avantage de leur dextérité, plus on doit ſentir la néceſſité de leur ſub-

Pacta & Conventa. Hoc in-
nixa funt Facultatis noftræ Sta-
tuta Decretaque, ficut & Ordinis Chirurgorum Leges, & bene multi Civiles Ritus, Quibus
humana confervatur Societas.
Quandiu Chriftiana Civilifque
vigebit Prudentia, Tandiu Medicorum erit in Chirurgos Do-
minii fpecies, quod mere præfi-
dium eft.

Inconcuffa ergo manebunt
Medicorum jura, Divina funt.
Triumphabit Medica Difcipli-
na, quæ prætiofum eft Religionis Chriftianæ Donum. Medicus ergo ubique Chirurgum
quæret. Hunc ducet femper
ad Medicinæ fontes, nihil Ipfi falfi, nihil nimii, nihil inu-
tilis oblaturus. Chirurgum dubitare coget : Huic lumen præ-
feret, ipfe tentabundus ; Sco-
pulos indigitabit ; Regiones fcal-

ordination. Il ne faut point ſe faire un Maître de celui dont on doit l'être. Cette maxime de la plus ſage Politique, eſt le fondement des Concordats paſſés entre la Faculté de Médecine, & la Communauté des Chirurgiens, & de pluſieurs Réglemens de Police ; dont le but général eſt la ſanté du Genre humain. Tant que la Religion & le bon Ordre ſubſiſteront, il y aura toujours cette eſpece de ſupériorité des Médecins ſur les Chirurgiens, laquelle n'eſt, à proprement parler, qu'une pure Protection.

Les Droits des Médecins ſont de Droit divin, par conſéquent ils ſont immuables. La Diſcipline de cet Etat aura toujours ſa même force, parce qu'elle eſt un des premiers effets de la Religion Chrétienne. Le Médecin ſe fera donc un devoir continuel de prévenir le Chirurgien par toutes ſortes d'attention ; Il ne le quittera jamais, & il le conduira vers les ſources de la Médecine, pour ne lui enſeigner que des choſes vrayes, préciſes & utiles. Il lui fera ſentir la néceſſité où ils ſont l'un & l'autre de douter & d'apréhender ; Il lui préſentera toujours les Lu-

pello peragrandas monſtrabit ;
Figet in corpore Humano tra-
mites & metas. Sic fœderati Chirurgus & Medicus, dubii minùs,
& in Curando feliciores, Deo
ſervient & Hominibus : ſic vera
Chirurgo parabitur Laus : ſic Medico debitus reddetur Honos.

*Ergo Chirurgus non eſt Medico
certior.*

mieres qui lui ſont néceſſaires , pour
connoître les parties qu'il convient
d'ouvrir , celles qu'il faut épargner. En
un mot , le Médecin lui marquera les
Paſſages & les Bornes du Corps humain. Cet accord leur donnera à tous
deux , la proportion convenable de
certitude & de ſuccès dans les opera-
tions Chirurgiques. Ils rempliront par
cette union , les devoirs de la Religion
& de l'Humanité. Le public ſatisſait ,
Louëra le Chirurgien comme il le mérite, & pour rendre au Médecin l'Hon-
neur qui lui eſt dû , Il jugera Que

*Le Chirurgien n'eſt pas plus certain
que le Médecin.*

CPSIA information can be obtained
at www.ICGtesting.com
Printed in the USA
BVHW090722081118
532427BV00011B/555/P